Te $\overset{92}{\underset{A}{\overset{2}{\sim}7}}$

Te 92
2 7
A.

NOUVEAU MODE

DE TRAITEMENT

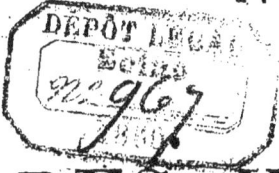

DES HÉMORRHOÏDES

COMMUNIQUÉ

A L'ACADÉMIE IMPÉRIALE DE MEDECINE

PAR M. ALÈGRE

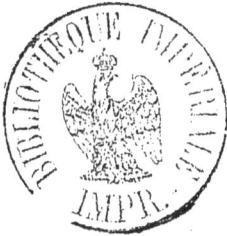

A PARIS

Chez COLLAS, pharmacien, rue Dauphine, 8.

1860

PARIS. — IMPRIMERIE DE PILLET AINÉ, RUE DES GRANDS-AUGUSTINS, 5.

NOUVEAU MODE

DE TRAITEMENT

DES HÉMORRHOÏDES

COMMUNIQUÉ

A L'ACADÉMIE IMPÉRIALE DE MÉDECINE

PAR M. ALÈGRE

EXTRAIT DU RAPPORT DE LA COMMISSION NOMMÉE POUR EXPÉRIMENTER
CE TRAITEMENT.

APPROBATION DE LA COMMISSION.

Les hémorrhoïdes, en raison de leur fréquence et des souffrances extrêmes qu'elles déterminent, méritent à juste titre de fixer l'attention des praticiens.

Lorsque les tumeurs hémorrhoïdales sont simples, peu considérables, les congestions auxquelles elles donnent lieu affectent une marche intermittente et ne se manifestent qu'à des époques plus ou moins éloignées, soit sous l'influence d'une cause déterminante quelconque, telle qu'une longue constipation, une marche ou une station prolongée, un changement ou un excès dans le régime, etc.; soit sans cause apparente, et alors elles reparaissent à des intervalles réguliers ou périodiques, tous les mois, deux fois l'an, etc.

Ces fluxions, caractérisées par une sensation de pesanteur, de tension et de chaleur à la région anale, par une tuméfaction plus ou moins prononcée de cette région, par des douleurs quelquefois assez vives, par des besoins continuels d'aller à la selle qu'on ne peut satisfaire, etc., s'accompagnent le plus ordinairement de quelques symptômes généraux, tels que malaise général, lassitudes spontanées, tristesse, pesanteur de tête, vertiges, pâleur de la face, yeux cernés, gastralgie, flatuosités, constipation, douleurs dans les lombes, etc. Lorsque la congestion est très-forte, que les douleurs sont très-vives et continues, ces symptômes sont alors très-prononcés ; le pouls est plein, dur, fréquent, et il survient de l'agitation, de l'insomnie, etc. Ces fluxions, apparaissant pour la première fois, durent ordinairement de deux à quatre jours, les symptômes se dissipent graduellement, ou bien il survient un léger écoulement sanguin.

Lorsque les tumeurs hémorrhoïdales sont plus considérables, d'une date plus ancienne, les accès se montrent en général à des époques plus rapprochées et offrent plus de gravité. Les hémorrhoïdes se présentent alors sous forme de tumeurs violacées, rénitentes, disparaissant complétement ou incomplétement par la pression ; ou bien sous forme de tubercules rouges, élastiques, très-douloureux. L'anus et les parties voisines sont rouges et paraissent gorgés de sang. Les malades sont tourmentés par des envies continuelles d'aller à la garde-robe qui déterminent des efforts très-douloureux. La marche et la station sont extrêmement difficiles. Lorsque la congestion est très-intense, les tumeurs s'enflamment ; alors la partie inférieure du rectum est le siége d'une sensation très-pénible de tension, de pesanteur et de chaleur brûlante, qui se propage jusqu'au col de la vessie chez l'homme, et jusqu'au vagin et l'utérus chez la femme ; bientôt les tumeurs deviennent plus volumineuses et plus tendues et prennent une teinte brune foncée ; le moindre contact y détermine des douleurs insupportables.

Lorsque les tumeurs siégent dans l'intérieur du rectum, aux symptômes précédents se joint une sensation douloureuse de plénitude et de distension ; la défécation est extrêmement laborieuse ; les efforts auxquels le malade est obligé de se livrer pour aller à la selle repoussent les tumeurs au dehors, et celles-ci entraînent quelquefois avec elles une portion de la membrane muqueuse gorgée de sang et enflammée. La contraction spasmodique des sphincters empêchant alors le retrait de l'intestin, là tumeur s'étrangle et présente l'aspect d'une grappe de raisin, quelquefois aussi large que le poing.

Dans quelques cas, la membrane qui recouvre la tumeur vient à crever, et l'écoulement du sang est suivi d'un soulagement momentané.

Lorsque cette évacuation n'a pas lieu, les douleurs deviennent atroces et s'étendent à tout l'abdomen, et l'on peut voir se développer tous les symptômes des hernies étranglées; quelquefois même la portion étranglée est frappée de gangrène.

Assez souvent, bien que les tumeurs hémorrhoïdales ne présentent qu'un engorgement médiocre, elles sont le siége de douleurs très-vives, lancinantes, continues, ou offrant des rémissions plus ou moins longues. Ces douleurs ont été décrites sous le nom de proctalgie ou de douleurs nerveuses de l'anus.

L'écoulement de sang qui accompagne ordinairement la fluxion hémorrhoïdale provient presque toujours de la rupture ou de la compression des tumeurs, mais il peut aussi, au dire de quelques auteurs, avoir lieu par exhalation à la surface des tumeurs hémorrhoïdales ou de la partie inférieure du rectum.

La quantité de sang qui s'écoule peut présenter des degrés très-variés; toutefois, dans le plus grand nombre des cas, l'écoulement sanguin est très peu abondant; d'autres fois, au contraire, son abondance est telle qu'il détermine les symptômes généraux des hémorrhagies graves, et qu'il peut aller jusqu'à mettre la vie en danger.

La durée de ces accès de fluxion hémorrhoïdale est très-variable : tantôt ils se terminent spontanément en quelques jours, surtout lorsqu'il s'est fait un écoulement de sang ; tantôt ils durent dix, quinze jours et même plus. Dans l'intervalle des accès, les tumeurs deviennent flasques et se réduisent à un très-petit volume, à moins toutefois qu'elles ne soient nombreuses, étendues à toute la marge de l'anus, et volumineuses ; alors, en effet, elles diminuent peu après chaque fluxion, et constituent une affection chronique fort incommode.

Dans ces cas, la défécation est toujours difficile et douloureuse ; le paquet hémorrhoïdal entraîne la membrane muqueuse du rectum au dehors, et il se fait de continuels écoulements muqueux, purulents et sanguins.

Souvent il existe des douleurs continuelles plus ou moins vives : parvenue à ce degré, l'affection hémorrhoïdale finit quelquefois par porter une atteinte profonde à la santé.

On voit, d'après ce qui précède, que les hémorrhoïdes sont une affection incommode, fâcheuse, se compliquant parfois d'accidents graves et d'hémorrhagies qui peuvent mettre en danger la vie des malades.

Cependant on a prétendu que les fluxions hémorrhoïdales, et surtout le flux hémorrhoïdal, constituaient une fonction accessoire dont l'établissement était souvent une nécessité, et dont la suppression pouvait avoir les suites les plus fâcheuses ; mais cette influence, d'ailleurs très-contestable, a été certainement exagérée, car elle n'a été établie que sur des faits purement exceptionnels.

En raison de leur marche ordinairement progressive, et des inconvénients graves auxquels elles exposent les malades qui en sont affectés, les hémorrhoïdes réclament l'intervention active de la médecine, et il serait à désirer que la thérapeutique pût leur opposer un mode de traitement qui permît d'obtenir leur cure radicale, sans recourir à des opérations graves, dangereuses et d'un résultat incertain.

Malheureusement, personne n'ignore que les divers moyens médicaux conseillés jusqu'à ce jour ne l'ont été qu'à titre de palliatifs, que leur emploi repose sur des indications très-variées, et que trop souvent ils sont impuissants pour conjurer les accidents et même pour calmer d'une manière sûre et rapide les souffrances des malades.

Dans un pareil état de choses, la découverte d'un médicament qui jouirait de propriétés électives, qui abrégerait notablement la durée de la fluxion hémorrhoïdaire, ou l'arrêterait à son début et s'opposerait ainsi au développement progressif des tumeurs hémorrhoïdales et préviendrait les accidents variés qui résultent tôt ou tard de l'existence de ces tumeurs, serait un véritable bienfait.

Or ce médicament, M. Alègre croit l'avoir rencontré. Fort de son expérience personnelle et des succès nombreux dont il a été témoin dans la pratique de plusieurs médecins anglais, et cela pendant une période de plus de vingt années, il s'est adressé en France au ministre de l'agriculture et du commerce, qui en a référé à l'Académie impériale de médecine. La commission nommée par ce corps savant, après avoir expérimenté le médicament, pendant deux ans environ, sur un grand nombre de malades, a fait un rapport dans lequel, après avoir rendu compte des succès qu'elle a obtenus, elle a invité les médecins à en faire usage dans leur pratique. Pour atteindre ce but, elle a prié M. Alègre de consentir à faire connaître à l'Académie la nature de son médicament, autorisation qui lui a été immédiatement accordée.

Nous publions ici ces divers documents, qui se composent : 1° de la lettre de M. Alègre au ministre de l'agriculture et du commerce ; 2° d'un extrait du rapport de la commission nommée par l'Académie de médecine ; 3° de quelques-unes des nombreuses observations qui font la base de ce rapport.

Extrait du rapport de la commission de l'Académie impériale de médecine (*).

« En décembre 1853, M. le ministre de l'agriculture et du commerce a transmis à l'Académie de médecine une lettre ainsi conçue :

« J'ai l'honneur de soumettre à Votre Excellence la découverte d'un médicament qui intéresse au plus haut point l'humanité. Je souffrais depuis longues années de tumeurs hémorrhoïdales, et cela sans que les remèdes indiqués par les médecins les plus renommés pussent réellement me soulager pendant quelques heures ; toujours préoccupé de mes souffrances continuellement inouïes, je remarquai, dans mes voyages, que cette affection était presque inconnue d'un pays dans lequel les habitants font usage, de temps à autre, d'une certaine plante ; je m'empressai de l'employer, et, aussitôt les premières doses, les douleurs furent supportables et s'évanouirent peu à peu ; les tu-

(*) Membres de la commission : MM. Renaudin, — Robinet, — Gérardin, — Chatin, — Poiscuille, — Caventon, — Guéneau de Mussy, — Gaultier de Claubry.

meurs restèrent stationnaires et nullement douloureuses, elles ont fini par disparaître, et ce n'est qu'à de longs intervalles que j'ai dû avoir recours de nouveau à cette plante, et toujours avec le même succès. Fixé à Londres, des médecins anglais en ont reconnu toute l'efficacité, et cela pendant plus de vingt années consécutives de mon séjour en Angleterre, etc.»

« Le premier soin de votre commission, messieurs, dit M. le rapporteur, a été de rechercher si la substance végétale indiquée dans la lettre de M. Alègre était connue et décrite dans quelque traité de médecine, de pharmacie ou de matière médicale : c'est en vain que nous avons ouvert un assez grand nombre de dictionnaires ou autres ouvrages ; partout où le piment de M. Alègre (*capsicum annuum*) est décrit ou nommé, on ajoute que c'est plutôt comme *condiment* que comme *médicament*, qu'il est usité dans certains pays.

« Nous n'avons trouvé aucune mention de la propriété qu'il aurait, suivant M. Alègre, d'exercer une action spéciale sur les tumeurs hémorrhoïdales à l'état d'exacerbation. Pour plus de sûreté, la commission a interrogé quelques personnes qui pouvaient la renseigner sur l'usage qu'on faisait du piment dans quelques contrées où nous savions qu'il était cultivé. La réunion à Paris d'un grand nombre de savants étrangers, comme membres du jury international, a singulièrement favorisé cette espèce d'enquête ; il en est résulté que nulle part, à notre connaissance, le piment n'est employé comme médicament.

« Ce premier point résolu, la commission a dû s'assurer, autant que possible, de ce qu'il pouvait y avoir de fondé dans les assertions de M. Alègre. En conséquence, l'un des membres de la commission (pharmacien dans un hôpital), s'étant chargé de préparer le médicament, on s'est occupé de chercher des sujets propres aux expériences.

Mais ici ont commencé les difficultés, parce qu'il arrive rarement que des sujets affectés de tumeurs hémorrhoïdales se présentent dans les hôpitaux pour cette affection. Heureusement le zèle de l'un des anciens membres de la commission nous est venu en aide: chacun de nous lui a adressé les hémorrhoïdaires qu'il a rencontrés, et peu à peu le nombre des malades que notre collègue a pu observer et traiter par le nouveau remède s'est élevé à plus de cinquante.

Voici en quels termes notre honorable collègue s'explique à ce sujet, dans ses communications faites à la commission en juillet 1834 et juin 1835.

« 1° Des hémorrhoïdaires, chez lesquels les tumeurs ne se montrent qu'une ou plusieurs fois chaque année, et donnent lieu à une irritation anale plus ou moins vive, exigeant souvent le repos au lit, etc., éprouvent, dès le second jour de la prise des pilules, une amélioration très-sensible dans les symptômes, et sont guéris ordinairement en quelques jours, de telle sorte qu'ils ne sont plus obligés, comme il leur arrivait souvent, d'interrompre leurs travaux.

« 2° Chez les individus dont les hémorrhoïdes sont constitutionnelles, mais seulement depuis un petit nombre d'années, et dont les exacerbations sont plus ou moins fréquentes chaque année, l'efficacité du médicament se fait un peu plus attendre, mais les douleurs diminuent, ainsi que le volume des tumeurs, après quelques jours de traitement, et tout rentre dans l'état normal: le malade conserve quelquefois à la marge de l'anus de petites tumeurs flétries, indolentes, dont il ne se plaint nullement.

« 3° D'autres individus, chez lesquels les tumeurs hémorrhoïdales existent depuis douze, quinze, vingt et vingt-cinq ans, éprouvent encore une diminution dans les symptômes inflammatoires après huit ou douze jours de traitement; mais les progrès dans l'amélioration de l'état du malade s'obtiennent plus lentement. D'ailleurs, comme dans le cas d'hémorrhoïdes passagères, le traitement ne prévient pas les récidives, ainsi que nous en avons été témoin depuis plus de deux ans. Mais le médicament étant administré dès le début, les tumeurs cèdent, ainsi que les accidents inflammatoires, comme par le passé.

« Les céphalalgies qui accompagnent souvent les hémorrhoïdes et qui cessent momentanément lorsque les tumeurs sont le siège d'une hémorrhagie plus ou moins considérable, deviennent de plus en plus rares chez les hémorrhoïdaires traités par le piment, par suite de la diminution et de la flétrissure des tubercules hémorrhoïdaux. »

« Il va sans dire que notre collègue a mis sous les yeux de la commission un journal contenant les circonstances les plus détaillées des observations qu'il avait recueillies.

« Indépendamment des observations dont il vient d'être rendu compte, la commission peut présenter à l'Académie un de ses membres qui a été maintes fois éprouvé par les hémorrhoïdes, et qui, par quatre fois depuis un an, a éprouvé du nouveau traitement un soulagement qu'aucun autre ne lui avait procuré jusqu'ici.

« Ces nouveaux faits, ajoutés aux précédents, ont décidé la commission à vous faire part, messieurs, de ce qu'elle a fait jusqu'ici.

« Le médicament a été administré tantôt à l'état de poudre,

tantôt à l'état d'extrait aqueux; dans les deux cas sous forme de pilules. La poudre a été ainsi employée à la dose de soixante-quinze centigrammes à un gramme par jour, quelques malades en ont même pris jusqu'à trois grammes, sans qu'il en résultât d'inconvénient.

« L'extrait aqueux paraît avoir la préférence; il a été donné à la dose de soixante ou quatre-vingt centigrammes. Dans les deux cas, la dose est prise en deux fois, moitié le matin, moitié le soir. »

« La commission, avant de se déterminer à proposer à l'Académie de faire au médicament dont il s'agit, l'honneur de l'application de l'un des décrets qui régissent les remèdes secrets et nouveaux, fidèle aux habitudes de l'Académie, a pensé qu'il y avait lieu de soumettre les fruits du piment Alègre, employé contre les hémorrhoïdes, à des essais établis sur une plus grande échelle; aussi la commission termine-t-elle son rapport en ces termes:

« Mais considérant qu'il serait très-difficile de faire ces essais, si un grand nombre de médecins n'étaient pas instruits de l'état actuel de la question, la commission, du consentement de M. Alègre, consigné dans une lettre transmise par M. le ministre, a pris le parti de faire connaître à l'Académie la nature du remède.

(Lu et adopté en séance publique, le 11 septembre 1855.)

OBSERVATIONS

I

M. B..., à Paris, quarante-cinq ans, a des hémorrhoïdes passagères chaque année, il en est incommodé deux ou trois fois, et est obligé de garder le lit pendant quelques jours, surtout depuis deux ans. La marge de l'anus offre une tumeur de la grosseur d'une aveline, d'un brun foncé, rénitente, très-sensible au toucher, et qui donne lieu à une douleur très-vive, soit en marchant, soit en s'asseyant ; le malade fait des efforts, et une tumeur du volume d'un haricot sort de l'anus; point d'appétit, point de constipation, garde-robes sans douleur appréciable.

M. B... dont le régime exclut les excitants, tels que café, liqueurs, etc., prend le soir du premier jour *trois* pilules, le lendemain matin *quatre*, et le soir autant, et continue ainsi d'en prendre huit par jour, quatre le matin, au moins trois heures avant le déjeuner, et quatre le soir, trois à quatre heures après le dîner.

Dès le lendemain de la prise des pilules, l'anorexie a cessé. Le surlendemain, la tumeur hémorrhoïdale externe est beaucoup moins sensible au toucher; la marche moins douloureuse, la station assise plus facile. Ces améliorations font de nouveaux progrès le jour suivant; et le quatrième jour de la prise des pilules, les tumeurs interne et externe ont entièrement disparu. M. B... continue de prendre des pilules, mais en diminuant le nombre de deux chaque jour.

Huit mois se sont écoulés ; M. B... est pris de nouvelles douleurs hémorrhoïdales lors de la défécation. Une tumeur franchit en effet l'ouverture du sphincter anal à la suite d'efforts du malade. M. B... suit le même traitement; la tumeur interne donne quelques gouttes de sang à chaque garde-robe; la défécation cesse bientôt d'être douloureuse, et au bout de quelques jours de la prise des pilules, la tumeur et les douleurs ont complétement disparu. L'année suivante, M. B... est de nouveau atteint d'hémorrhoïdes, et se trouve guéri aussi promptement, en faisant usage du même médicament dès leur apparition.

II

9 juin, M. G..., à Paris, âgé de vingt-neuf ans, d'une bonne constitution, a, dit-il, des hémorrhoïdes depuis environ douze ans, donnant lieu de temps à autre, lors des garde-robes, à un écoulement de sang, il n'en était du reste incommodé que durant quelques jours, et encore à de rares intervalles : mais depuis huit mois, chaque semaine, par suite de longues courses auxquelles il se livre, il éprouve au siége des douleurs très-vives qui le forcent au repos, et le soir il évite souvent de satisfaire ses besoins, car chaque fois qu'il va à la selle, une tumeur de la grosseur d'une noisette sort de l'anus, et ne rentre ordinairement que le lendemain.

Le malade, examiné, offre au côté gauche de la marge de l'anus une tumeur arrondie rénitente, non pédiculée, et très-sensible au toucher, du volume d'un haricot; il fait des efforts, et une autre tumeur d'un rouge brun violacé, de la grosseur d'une aveline, franchit l'ouverture du sphincter, sa réduction produit une vive souffrance.

Le premier jour, le malade prend quatre pilules en deux fois, le second jour six, et continue de prendre huit pilules les jours suivants.

13 *juin*. Depuis deux jours, la marche a cessé d'être douloureuse, l'hémorrhoïde interne n'est pas sortie au moment de l'évacuation alvine, on constate beaucoup moins de plénitude dans le tubercule marginal, il est ridé, peu sensible au toucher. Continuer huit pilules par jour.

22 *juin*. L'hémorrhoïde externe est flétrie, le malade fait de vains efforts pour faire sortir la tumeur interne. On suspend la prise des pilules pendant huit jours.

29 *juin*. Le mieux précédent a continué, M. G... n'éprouve aucune espèce de gêne dans les nombreuses courses que lui impose son service, et les selles ont lieu sans sortie de la tumeur interne, la marge de l'anus n'offre qu'un vestige de la tumeur précédente; il continue de prendre quelques pilules en en diminuant le nombre d'une par jour.

III

6 *mai*. M. E..., âgé de cinquante-cinq ans, d'une assez bonne constitution, a depuis une dizaine d'années des hémorrhoïdes qui parfois donnent lieu à un écoulement sanguin. Depuis trois ans, les garde-robes déterminent la sortie de tumeurs qui cependant rentrent avec facilité. La digestion chez M. E..., ne ne se fait pas ordinairement bien, aussi ses repas sont-ils constamment suivis d'éructations plus ou moins nombreuses. Depuis quatre jours, il éprouve au siége des douleurs vives qui s'exaltent par la marche et la station assise; il existe cinq tumeurs, trois à gauche de l'anus, et deux à droite, qui par leur ensemble

constituent un bourrelet hémorrhoïdal à segments bien distincts ; elles sont rouges, rénitentes et très-sensibles au toucher ; la plus grosse a le volume d'une aveline, la plus petite celui d'un pois : le malade fait quelques efforts à la suite desquels on constate que d'autres hémorrhoïdes internes accompagnent celles de la marge de l'anus.

Depuis l'apparition des tumeurs externes, il s'écoule un liquide séreux, jaunâtre, qui tache le linge, et en même temps est survenu de la céphalalgie.

Le premier jour, quatre pilules, deux le matin, deux le soir, six le lendemain, et huit les jours suivants.

10 *mai.* Les garde-robes ont été légèrement sanguinolentes pendant les trois jours qui viennent de s'écouler, les douleurs surexcitées par la marche ont beaucoup diminué. Des cinq tumeurs, il n'y en a plus que deux, une à droite, l'autre à gauche, elles commencent à se flétrir ; quant aux trois autres, il en reste à peine quelques traces. La céphalalgie a diminué, et les éructations après chaque repas sont devenues moins fréquentes, les hémorrhoïdes internes qui sortent à chaque selle semblent avoir diminué de volume. Continuer huit pilules par jour.

17 *mai.* Point de douleurs en s'asseyant ni en marchant. La marge de l'anus est libre de toute tumeur, seulement il existe deux marisques, vestige des deux principales hémorrhoïdes externes précédentes. La digestion se fait plus facilement ; l'appétit est excellent. Les garde-robes ne sont plus accompagnées de la sortie des tumeurs, ainsi qu'il arrivait à chaque évacuation depuis trois ans. Point de maux de tête. Même prescription.

24 *mai.* Le mieux précédent se soutient ; on continue huit pi-

lules par jour. M. E... a repris, depuis quelques jours, l'usage du café pur, et cela sans inconvénient.

31 *mai*. M. E... n'éprouvant pas la moindre gêne lors des évacuations alvines, qui cependant de temps à autre donnent quelques gouttes de sang, la marche ayant cessé d'être douloureuse, suspend l'usage du médicament.

IV

6 *octobre*. M. L..., employé à Paris, cinquante ans, a eu des hémorrhoïdes dès l'âge de trente-deux ans mais, depuis cinq ou six ans, dit-il, elles n'ont pas cessé de le faire souffrir ; elles donnent lieu tous les deux ou trois mois à un écoulement de sang plus ou moins considérable ; ces hémorrhagies durent dix ou quinze jours et le rendent souvent anémique, ainsi que le témoigne la pâleur de son visage. Il existe à la marge de l'anus un bourrelet hémorrhoïdal dont quelques segments sont rouges et légèrement enflammés ; le malade fait des efforts, et des tumeurs internes saillissent au centre du bourrelet précédent.

Le toucher rectal constate, en effet, la présence de plusieurs tubercules volumineux, peu rénitents, qui paraissent occuper toute la circonférence de la partie inférieure du rectum et se prolonger de quelques centimètres dans cette cavité. Chaque selle est accompagnée de douleurs vives provenant de la sortie du paquet hémorrhoïdal interne, et parfois d'un écoulement de sang. Lorsque M. L... fait quelques courses, qu'il est obligé de se tenir debout pendant quelques heures, il éprouve un sentiment de pesanteur au fondement, qui est bientôt suivi de la

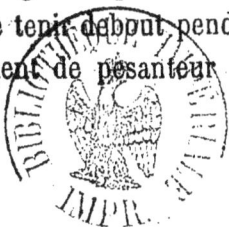

sortie de quelques hémorrhoïdes internes, et la marche devient très-difficile; il n'a jamais employé de bandage pour s'opposer à la chute de ces tumeurs, qu'il réduit ordinairement par la simple pression des doigts. Tous les jours il éprouve le besoin d'excrétions alvines, répétées trois ou quatre fois à divers intervalles de la journée, sans autre résultat qu'une matière glaireuse.

Il prend quatre pilules le premier jour, six le lendemain, huit le surlendemain et les jours suivants. Il ne change rien à son régime ordinaire, qui du reste exclut tout excitant.

13 *octobre*. L'appétit est augmenté; le volume des tumeurs qui sortent à chaque selle, ordinairement sanguinolente, est diminué, ainsi que les douleurs qui les accompagnent; moins de pesanteur à l'anus; le besoin d'excrétion de matières glaireuses ne se fait sentir qu'une seule fois dans la journée. Les tumeurs qui sortent sous l'influence d'un exercice prolongé rentrent pour ainsi dire d'elles-mêmes en resserrant le sphincter de l'anus; le bourrelet hémorrhoïdal externe se déprime. Continuer huit pilules par jour.

22 *octobre*. L'appétit est excellent; le mieux précédent se soutient et fait des progrès; le flux hémorrhoïdal continue à chaque selle. Même prescription.

1er *novembre*. Les tumeurs diminuent de volume, sortent et se réduisent sans aucune douleur; à chaque garde-robe le flux hémorrhoïdal est presque nul; point d'excrétions muqueuses dans l'intervalle des selles. Six pilules par jour.

11 *novembre*. Le volume des tubercules internes semble rester stationnaire; les hémorrhoïdes marginales se flétrissent. Continuer six pilules par jour.

24 *novembre.* Les selles ont lieu sans douleur; elles sont légèrement sanguinolentes, et les tumeurs internes semblent de nouveau se réduire. Même prescription.

5 *décembre.* L'amélioration continue. Quatre pilules par jour.

15 *décembre.* Les tumeurs externes sont réduites à l'état de marisques; les internes, très-diminuées, sortent et se réduisent sans aucune douleur à chaque garde-robe; il n'y a plus d'excrétions muqueuses dans le cours de la journée, et les tubercules internes ne franchissent plus l'ouverture du sphincter lorsque M. L... se livre à un exercice prolongé. Il ne prend plus de pilules.

Le 10 mars suivant, c'est-à-dire trois mois plus tard, la santé de M. L... est très-bonne; les digestions se font bien; les hémorrhoïdes internes ne sont pour lui qu'une sorte de gêne, car il est toujours obligé de les faire rentrer lors des évacuations alvines, qui de temps à autre sont sanguinolentes, mais sans douleur; ses exercices quotidiens ne donnent lieu à aucun accident, comme par le passé; l'état anémique de M. L... a complétement disparu.

V

8 *mars.* M. F..., à Paris, cinquante-trois ans, a eu des hémorrhoïdes dès l'âge de trente ans; il en souffre beaucoup depuis deux ans; lorsqu'il va à la garde-robe, des tumeurs, dont l'une a la grosseur du pouce, franchissent l'ouverture de l'anus; elles donnent chaque fois, en moyenne, un verre de sang; lors de leur sortie, M. F... est obligé de se coucher pour les faire

rentrer avec plus ou moins de difficulté, immédiatement après chaque selle, car la gêne et les douleurs qu'il éprouve l'empêchent de se tenir debout; maintes fois il s'est vu dans la nécessité de garder le lit plusieurs jours, par suite de l'impossibilité de les réduire, et leur réduction n'a pu être obtenue qu'après diverses applications de sangsues et l'usage de bains de siége froids. L'anus examiné présente, à la partie supérieure du raphé, une tumeur du volume d'un haricot, et qui semble se lier à une tumeur interne qui apparaît à la suite d'efforts faits par le malade.

M. F... prend, le premier jour, six pilules d'extrait, les jours suivants huit (moitié le matin, à jeun, et le soir en se couchant).

15 mars. Dès le troisième jour de la prise des pilules, les selles ont été moins douloureuses; le volume des tubercules hémorrhoïdaux qui sortaient a aussi diminué; leur réduction devient plus facile; les pertes de sang sont moins considérables, et la céphalalgie et les éblouissements auxquels est journellement sujet le malade, et dont il n'avait pas parlé le 8 mars, ont en même temps diminué d'intensité et de fréquence. La tumeur de la marge de l'anus est flasque et réduite de moitié. Continuer huit pilules par jour jusqu'au 22 mars.

5 avril. M. F..., dont la profession exige qu'il passe des nuits tantôt en diligence, tantôt en chemin de fer, et à des distances plus ou moins éloignées de Paris, a dû interrompre le traitement. Il y a en effet quinze jours environ qu'il n'a pas pris de pilules; néanmoins si, pendant ce laps de temps, les tumeurs hémorrhoïdales ont parfois saigné, la quantité de sang a été beaucoup moindre; leur réduction s'est faite sans aucun effort, et les garde-robes ont eu lieu sans douleur. Absence complète d'éblouissements, de céphalalgie. Huit pilules chaque jour, pendant trois semaines.

24 mai. L'avant-veille, M. F..., après avoir passé la nuit en diligence, a éprouvé une grande constipation, et, n'ayant pu prendre de lavements, il a eu une garde-robe très-douloureuse, accompagnée d'une perte de sang assez considérable ; néanmoins, depuis hier il se trouve bien : selle ni douloureuse, ni sanguinolente; point d'éblouissements. Huit pilules chaque jour, pendant trois semaines.

5 juillet. M. F..., tout entier à l'importance de ses travaux, et n'éprouvant de ses accidents hémorrhoïdaux que des symptômes à peine appréciables comparés à ceux qui avaient lieu avant la prise des pilules, ne veut plus s'assujettir à un traitement régulier; il se contente de prendre de nouveau des pilules lorsque, par suite de l'exigence de ses occupations laborieuses, ses hémorrhoïdes augmentent et passent à l'état aigu.

Les effets physiologiques de cette substance , à la dose à laquelle on l'a administrée, ne sont pas très-tranchés, si ce n'est la propriété dont il est question ; seulement, ainsi qu'on a pu le remarquer dans les observations précédentes, chez la plupart des malades qui en ont fait momentanément usage, l'appétit est éveillé, augmenté, et les digestions deviennent plus faciles ; mais cet effet diminue souvent pendant un traitement prolongé, et en mêmetemps l'amélioration cesse de faire de nouveaux progrès ; alors on est obligé de suspendre l'action du médicament, pour le reprendre au bout de douze ou quinze jours.

On ne saurait passer sous silence que, pendant l'administration du médicament, lors de la diminution des symptômes inflammatoires, ainsi qu'on vient de le voir par ce qui précède, le flux hémorrhoïdal, s'il est habituel chez les malades, n'est nullement supprimé; il est même souvent provoqué par l'action de la substance médicamenteuse.

Chez de vieux hémorrhoïdaires, lorsque les tumeurs internes et externes ne sont le siége d'aucune exacerbation, d'aucune douleur, l'action persévérante de la substance est peu appréciable, et les moyens contentifs des tumeurs qui parfois sortent de l'anus, par suite du relâchement du sphincter, chez certains de ces hémorrhoïdaires, doivent souvent être continués.

Est-il nécessaire de dire ici que beaucoup de malades dont les hémorrhoïdes n'étaient pas constitutionnelles se sont crus radicalement guéris à la suite de l'action du médicament? Mais atteints derechef après un laps de temps plus ou moins éloigné, les pilules, administrées de nouveau contre les nouvelles tumeurs, ont eu chez ces malades le même succès que précédemment.

Le rapport de la commission de l'Académie de médecine et les observations précédentes démontrent suffisamment que la confiance de M. Alègre dans la vertu de son piment est parfaitement fondée. En effet, entre les mains des membres de la commission, l'administration de ce médicament a toujours été suivie d'une amélioration marquée et de la disparition des symptômes inflammatoires. Cette amélioration, comme on devait d'ailleurs le présumer, a été plus ou moins rapide, selon que les tumeurs hémorrhoïdales étaient passagères ou constitutionnelles, récentes ou anciennes; mais elle s'est toujours produite dans un délai assez court, si on le compare à celui qu'exigent les autres modes de traitement. N'oublions pas surtout l'expérience personnelle de l'un des membres de la commission, lequel affirme hautement avoir éprouvé du nouveau traitement un soulagement qu'aucun autre ne lui avait procuré jusqu'ici.

Une circonstance importante, qui doit favoriser la propagation de ce nouveau mode de traitement, car elle est de nature à rassurer immédiatement les médecins, qui veulent que l'on respecte le flux hémorrhoïdal, c'est que, loin d'être supprimé, ce flux, lorsqu'il est ou non habituel, est souvent provoqué par l'action du piment Alègre.

Ce médicament peut-il guérir radicalement les hémorrhoïdes? M. Alègre l'affirme pour certains cas. La commission, dont les investigations n'ont duré qu'environ deux ans, ne cite pas de faits de guérison définitive; elle a été témoin de récidives, mais, en administrant le médicament dès le début, les tumeurs et les accidents inflammatoires ont cédé comme par le passé. Cette question, importante sans doute au point de vue de la thérapeutique, doit peu intéresser le malade, qui invoquera de nouveau la vertu du médicament, dans le cas de récidive.

Nous ne pouvons faire mieux que de renvoyer au rapport de la commission pour le mode d'administration du médicament. Seulement nous devons ajouter que cette commission ayant donné la préférence à l'extrait aqueux du piment Alègre, cet extrait a été divisé en pilules de 10 centigrammes. La dose, pour un adulte, doit être d'abord de trois pilules le soir et trois pilules le matin. On augmentera progressivement de deux pilules par jour, jusqu'à ce que l'on ait atteint la dose de dix pilules, cinq le soir et cinq le matin. Cependant cette dernière dose pourrait être dépassée sans danger. Dès que l'on aura obtenu une amélioration sensible, la dose sera continuée pendant quatre ou cinq jours, puis diminuée. Les personnes délicates ou très-jeunes devront commencer par une pilule le soir et une le matin ; on augmentera ensuite journellement la dose dans les proportions indiquées ci-dessus, jusqu'à ce que l'amélioration se manifeste.

En présence de ces faits, nous pensons que l'appel fait à tous les médecins praticiens par l'Académie sera universellement entendu, et que ceux-ci ne tarderont pas à confirmer la valeur du *capsicum*, et à lui assigner le rang qu'il mérite d'occuper parmi les agents les plus utiles de la matière médicale. Déjà beaucoup de praticiens de Paris ont répondu à cet appel ; ils ont prescrit le capsicum Alégre contre les hémorrhoïdes, et n'ont eu, comme leurs malades, qu'à s'applaudir de cette médication.

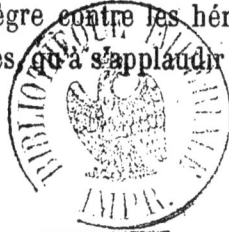

Ces Pilules se trouvent chez C. COLLAS, Pharmacien, 8, rue Dauphine, à Paris.

Imprimerie de Pillet aîné, rue des Grands-Augustins, 5.

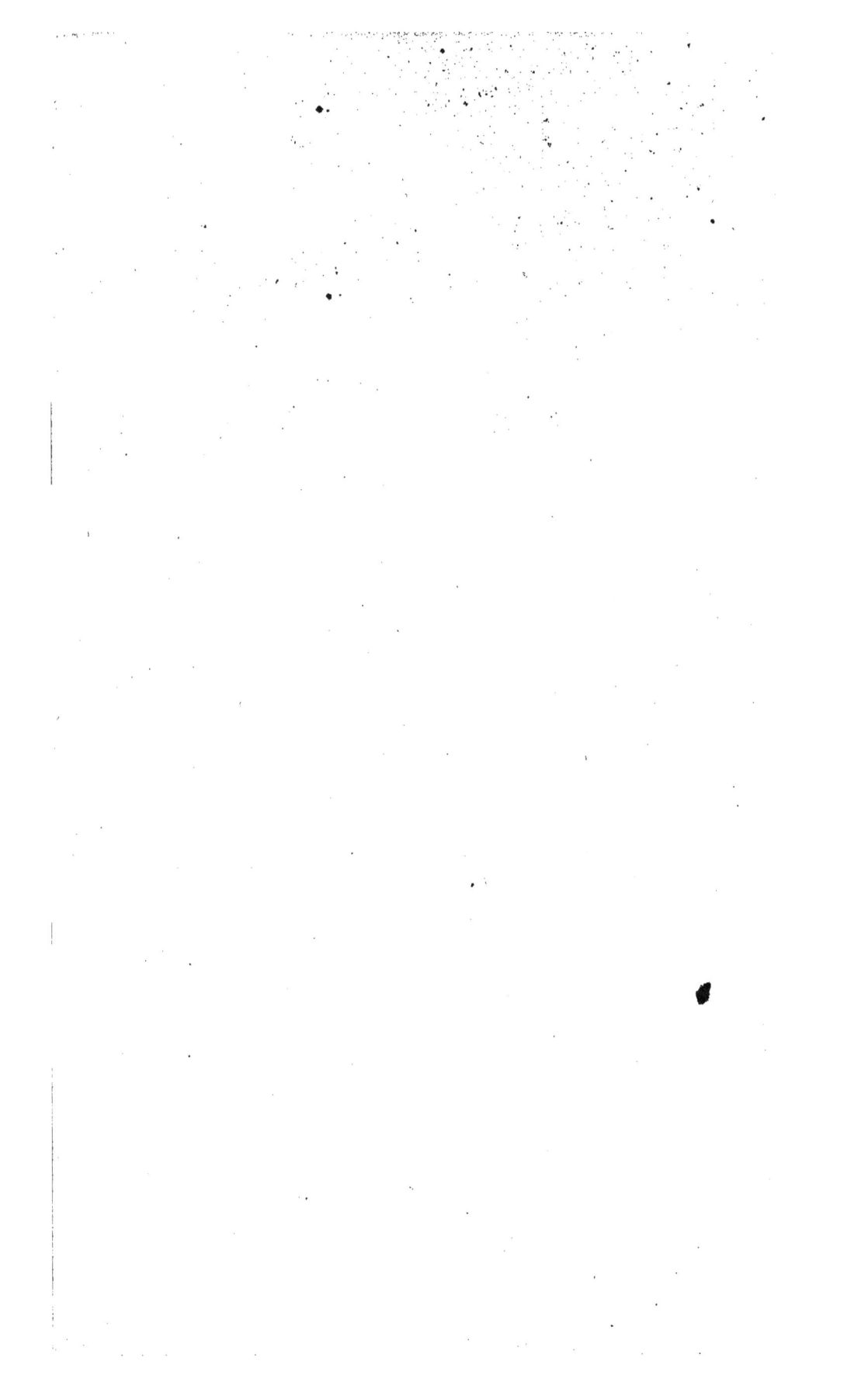